Charles Kofi Azagba
Edward Afari

Resultados do tratamento da tuberculose com recurso a apoiantes do tratamento

Charles Kofi Azagba
Edward Afari

Resultados do tratamento da tuberculose com recurso a apoiantes do tratamento

ScienciaScripts

Cover image: www.ingimage.com

This book is a translation from the original published under ISBN 978-3-330-35222-3.

Publisher:
Sciencia Scripts
is a trademark of
Dodo Books Indian Ocean Ltd. and OmniScriptum S.R.L publishing group

120 High Road, East Finchley, London, N2 9ED, United Kingdom
Str. Armeneasca 28/1, office 1, Chisinau MD-2012, Republic of Moldova, Europe
Printed at: see last page
ISBN: 978-620-7-66695-9

Resumo

Introdução: A atual epidemia mundial de tuberculose (TB) tem pressionado os gestores dos cuidados de saúde, especialmente os dos países em desenvolvimento, a procurar formas inovadoras de proporcionar um tratamento eficaz aos doentes com TB. Uma das estratégias utilizadas é a terapia diretamente observada para todos os doentes, em que os membros da comunidade são utilizados para supervisionar os doentes com TB durante o regime de tratamento. Apesar de os apoiantes do tratamento serem utilizados para melhorar a situação, a proporção de curados e de doentes que completam o tratamento continua a ser baixa. Este estudo, realizado no município de Ketu South, na região de Volta, no Gana, sobre os resultados do tratamento da tuberculose com recurso a apoiantes do tratamento, teve como objetivo determinar os factores que influenciam os resultados do tratamento no município.

Métodos: O estudo foi um estudo transversal, utilizando um método quantitativo para recolher dados sobre 137 doentes com TB e os seus apoiantes no tratamento. Os registos da tuberculose foram revistos para determinar a proporção de doentes com TB curados, que completaram o tratamento e que abandonaram o tratamento, após o que foi utilizado um questionário para recolher dados dos seus apoiantes no tratamento. Os dados foram analisados utilizando o SPSS e o Stata. Foram efectuadas análises univariadas, de qui-quadrado e de regressão logística para determinar proporções, diferenças e forças de associação entre as variáveis independentes e as variáveis dependentes

Resultados: A taxa de deteção de casos de tuberculose no município foi de 96,1%, com um sucesso de tratamento de 79,6%. Os resultados do tratamento em termos de cura, conclusão e abandono do tratamento foram de 66,7%, 81,9% e 20,4%, respetivamente. Verificou-se que alguns factores dos apoiantes do tratamento influenciaram a cura do tratamento dos doentes com TB. Estes factores incluem: a idade do apoiante do tratamento ser mais velha ou mais nova do que o doente com TB, o estado civil do apoiante, a seleção do apoiante do tratamento e o conhecimento do apoiante do tratamento sobre a TB.

Conclusões e recomendações: Os utentes com tuberculose têm mais probabilidades de serem curados quando são supervisionados por pessoas mais velhas do que eles, casadas, com bons conhecimentos sobre a TB e seleccionadas pelos próprios utentes. O desafio financeiro e o tempo gasto na supervisão da ingestão de medicamentos são os principais desafios enfrentados pelos apoiantes do tratamento no município de Ketu Sul. Recomenda-se que o DHMT se certifique de que os coordenadores institucionais, os agentes de controlo de doenças e os enfermeiros de saúde comunitária visitam regularmente os apoiantes do tratamento durante o curso do tratamento. O Programa Nacional de Controlo da Tuberculose (PNCT) deve fornecer um pacote de apoio aos apoiantes do tratamento.

Índice

Lista de acrónimos

AFB	-	Acid-Fast Bacilli
DOT	-	Directly Observed Treatment
DOTS	-	Directly Observed Treatment Short-course
DTC	-	District Tuberculosis Coordinator
HIV	-	Human Immunodeficiency Virus
KSDHMT	-	Ketu South District Health Management Team
KSMHMT	-	Ketu South Municipal Health Management Team
LHWs	-	Lay Health Workers
M. TB	-	Mycobacterium Tuberculosis
MDR-TB	-	Multi-Drug Resistant TB
NTP	-	National Tuberculosis control Programme
PI	-	Principal Investigator
SSA	-	Sub-Saharan Africa
SSM	-	Sputum Smear Microscopy
TB	-	Tuberculosis
TC	-	Tuberculosis Client
TS	-	Treatment Supporter
VRHMT	-	Volta Regional Health Management Team
WHO	-	World Health Organization

Definição de termos

Parente próximo: neste estudo, parente próximo refere-se a pai, cônjuge, irmão, filho ou filha

Curado: Um doente com TB é considerado curado quando o seu diagnóstico se baseou na microscopia de esfregaço de expetoração (SSM), completou um ciclo completo de terapêutica anti-TB e há provas documentadas de dois esfregaços de expetoração negativos durante a fase de continuação, um dos quais deve ser no final do tratamento

Parente distante: parente distante refere-se a tio, tia, sobrinha, sobrinho, cunhado ou cunhada

Conhecimentos sobre a TB: Os conhecimentos no estudo basearam-se no seguinte: 1. sinais e sintomas, 2. modo de transmissão, 3. se a TB é curável, 4. medidas preventivas, 5. duração do tratamento, e 6. Objetivo do tratamento

(5-6 = muito bons conhecimentos, 3-4 = bons conhecimentos, 1-2 = poucos conhecimentos, 0 = nenhuns conhecimentos)

Trabalhadores leigos da saúde: Voluntários da saúde, geralmente desempregados, que trabalham em suas casas

Mycobacterium tuberculosis: agente causador da doença da tuberculose

Tuberculose pulmonar: Tuberculose que afecta os pulmões

Microscopia de esfregaço de expetoração: Um método de diagnóstico da tuberculose em que as bactérias são observadas em amostras de expetoração examinadas ao microscópio.

Tratamento concluído: Considera-se que um doente notificado como caso definido ou com baciloscopia negativa terminou o tratamento se o curso do tratamento prescrito tiver sido concluído e o doente tiver recebido alta oficial do médico assistente ou do pessoal de saúde.

Incumprimento do tratamento: Se o doente interromper o tratamento por qualquer motivo, esse facto é registado como incumprimento do tratamento. Para ser classificada como tal, a interrupção do tratamento deve ser superior a 2 meses e a não conclusão do tratamento deve ocorrer num prazo de 9 meses.

Apoiante do tratamento: alguém que supervisiona um cliente com TB a tomar o seu medicamento.

Solteiros: são os solteiros, divorciados, separados ou viúvos

Capítulo 1

Introdução

1.1 Antecedentes

A tuberculose (TB) é uma doença infecciosa causada pelo bacilo Mycobacterium tuberculosis. A tuberculose pode afetar qualquer parte do corpo, mas sobretudo os pulmões, onde é designada por tuberculose pulmonar. Quando afecta outras partes do corpo, é designada por tuberculose extra-pulmonar. A doença propaga-se quando as pessoas infectadas com tuberculose pulmonar tossem ou espirram, espalhando assim o bacilo. Uma proporção relativamente pequena de pessoas infectadas com Mycobacterium tuberculosis acaba por desenvolver a doença da TB (OMS, 2012).

O método mais comum para diagnosticar a TB em todo o mundo é a microscopia de esfregaço de escarro (SSM) (OMS, 2012). Num laboratório bem equipado, a SSM pode diagnosticar cerca de 60% dos casos de tuberculose pulmonar, mas nos países de baixo rendimento, onde o acesso a serviços de microscopia de alta qualidade é deficiente, é detectada uma proporção inferior de Bacilos Ácido-Rápidos (BAAR). Ao nível dos cuidados primários, na ausência de esfregaços de expetoração positivos para AFB, a maioria dos casos de tuberculose pulmonar é diagnosticada com base em indicadores clínicos e radiológicos (Siddiqi, Lambert, & Walley, 2003).

A tuberculose infecta um terço da população mundial e ceifa dois milhões de vidas todos os anos (Stewart, Robertson, & Young, 2003). Cobelens et al., (2008) indicam que a tuberculose (TB) continua a ser um problema de saúde global significativo, responsável por cerca de 1,7 milhões de mortes por ano em todo o mundo e que o número total estimado de casos de tuberculose multirresistente (TB-MDR) em todo o mundo em 2006 foi de 489 139 (4,8% de todos os casos de TB).

Na África Subsariana (ASS), a incidência da tuberculose aumentou cerca de dez vezes, apesar de a incidência ter vindo a diminuir em muitas partes do mundo (Barker, 2008) e a OMS (2012) indica que a região africana, que tem as taxas mais elevadas de casos e mortes por tuberculose, contribui com 24% dos casos mundiais.

De acordo com o relatório anual de 2011 sobre a TB do Gana, no ano de 2010, a proporção de mortes entre os doentes de TB foi de 7,2% e o sucesso do tratamento foi de 85,5%, com uma proporção de incumprimento de 3,0% (PNT do Gana, 2013). No ano de 2011, foi notificado um total de 15.849 casos de TB, cujos resultados ainda não eram conhecidos.

O município de Ketu South, por exemplo, registou 354 e 416 casos de TB nos anos de 2008 e 2009, respetivamente. Embora o número de casos tenha descido para 315 em 2010, subiu para 397 casos no ano de 2011 (KSDHMT, 2010, 2012).

Existem vários níveis de intervenção ao longo da história natural da TB, incluindo a prevenção da doença através da vacinação, o diagnóstico precoce dos casos de TB infecciosa, a administração rápida e eficaz do tratamento anti-TB, incluindo o Tratamento Diretamente Observado (TDO). O DOT tem sido uma ferramenta eficaz em massa e está a ser utilizado com êxito em mais de 180 países em todo o mundo, abrangendo 69% da população mundial (Kotokey, Bhattacharya, Das, Azad, & De, 2007; Lienhardt & Ogden, 2004)

Pablos-Mendez, Knirsch, Barr, Lerner, & Frieden, (1997) indicam que, na ausência de uma intervenção de saúde pública, metade dos doentes de tuberculose não cumprem o tratamento durante dois meses ou mais e a não adesão pode contribuir para a propagação da tuberculose e para o aparecimento de resistência aos medicamentos, o que pode aumentar o custo do tratamento.

1.2 Descrição do problema

A atual epidemia mundial de tuberculose (TB) tem pressionado os gestores dos cuidados de saúde, especialmente os dos países em desenvolvimento, a procurar formas inovadoras de proporcionar um tratamento eficaz aos doentes com TB. Uma das estratégias utilizadas é o TDO para todos os doentes, em que os membros da comunidade são utilizados para supervisionar os doentes de TB durante o regime de tratamento da TB (Kironde & Bajunirwe, 2003).

Embora os apoiantes do tratamento sejam utilizados para melhorar a situação, a proporção de curados e de doentes que completam o tratamento continua a ser baixa. A proporção de doentes de TB que completam o tratamento tem sido inferior a 15% de 2004 a 2010 na região de Volta (VRHMT, 2012). A região de Volta registou 73,8% de curas no ano de 2010 e o sul de Ketu também registou 78,7% de curas no ano de 2011 (KSMHMT, 2013a). Estas proporções de cura foram inferiores ao objetivo da OMS de pelo menos 85% (Mafigiri, McGrath, & Whalen, 2012) e ao objetivo regional de 90% (VRHMT, 2012)

Os factores dos apoiantes do tratamento que influenciam a duração do apoio ao doente com TB até à cura e à conclusão do tratamento incluem características contextuais como a idade, o nível de educação, a profissão, etc., a motivação e a seleção dos apoiantes do tratamento. Outros factores são os conhecimentos sobre a TB e os desafios.

Se os factores que influenciam os resultados do tratamento utilizando apoiantes do tratamento forem identificados e abordados, os resultados do tratamento no município de Ketu South, onde a estratégia DOT baseada na comunidade está a ser praticada, podem melhorar.

1.3 Justificação

Os apoiantes do tratamento desempenham um papel importante na prevenção do incumprimento, que acaba por conduzir ao desenvolvimento de TB multirresistente (TB-MDR). Os resultados deste estudo ajudarão a melhorar a gestão dos doentes com TB através do seguinte:

i. Identificar o tipo de apoiantes do tratamento a selecionar para a estratégia DOT para apoiar os doentes de TB durante o período de medicação.

ii. Ajudar as instalações do município de Ketu Sul a melhorar a gestão da TB, abordando os desafios no trabalho dos apoiantes do tratamento.

iii. A Direção Regional de Saúde de Volta pode utilizar os resultados para melhorar a prestação de serviços e, por sua vez, aumentar a proporção de pessoas curadas e concluídas, bem como para evitar a falta de tratamento.

iv. Esta investigação também contribuirá para os conhecimentos existentes sobre a utilização de apoiantes do tratamento na estratégia TB-DOTS.

1.4 Quadro concetual

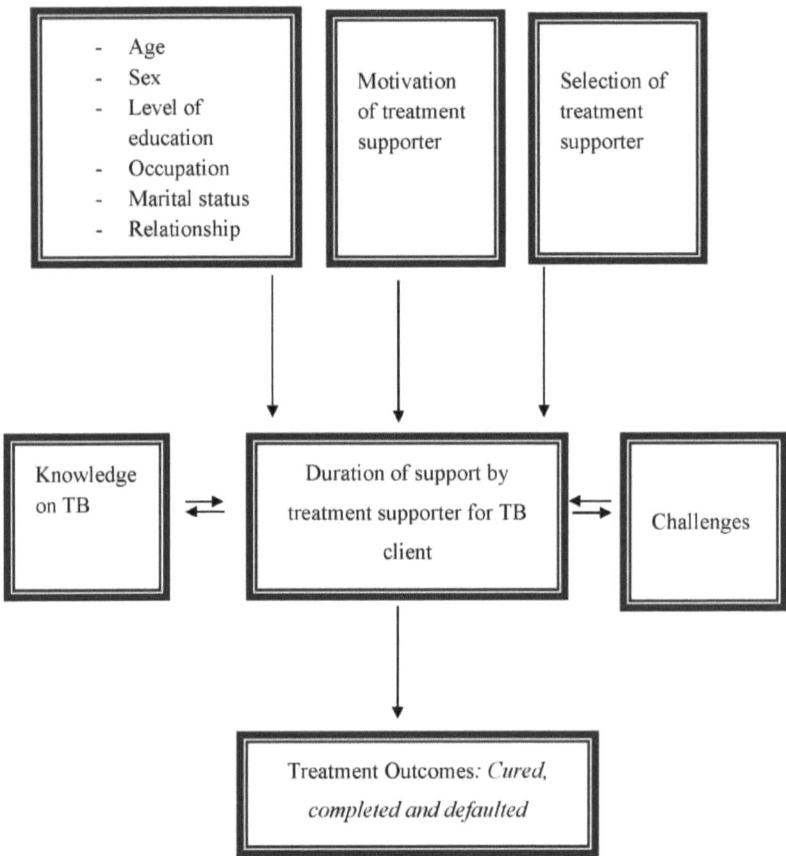

Fig.1. Quadro concetual sobre o tratamento da TB Factores de apoio que influenciam os resultados do tratamento

A figura 1 é um quadro concetual que ilustra os resultados do tratamento da TB em relação aos factores que influenciam o apoiante do tratamento através da duração do apoio prestado pelos apoiantes. Os factores que influenciam a duração do apoio foram divididos em cinco componentes, a saber: as características de base do apoiante, como a idade, o nível de instrução, a profissão, etc., a motivação, a seleção do apoiante, os conhecimentos sobre a TB e os desafios. Dependendo das características de base do apoiante, como a sua profissão, ele ou ela pode ser capaz de apoiar o cliente durante os seis meses de tratamento ou menos. Se o apoiante estiver motivado de uma forma ou de outra, presta apoio durante os seis meses. Quanto à seleção do apoiante, se o próprio doente de TB escolher um apoiante, o apoio pode ser bem sucedido. Os outros dois são o conhecimento sobre a TB e os desafios que podem afetar o apoio ou que podem ocorrer como resultado do apoio dado ao cliente. A duração do apoio afectará, por sua vez, a cura da doença, a conclusão do tratamento ou o abandono do tratamento, como mostra o diagrama.

1.5 Objectivos

1.5.1 Objetivo geral

Avaliar os resultados do tratamento da TB entre os adultos com apoiantes do tratamento registados no ano de 2011

1.5.2 Objectivos específicos:

1. Determinar a proporção de clientes B com apoiantes do tratamento que ficaram curados

2. Determinar a proporção de doentes de TB com apoiantes de tratamento que completam o tratamento

3. Determinar a proporção de clientes com tuberculose com apoiantes do tratamento que não comparecem ao tratamento

4. Identificar os factores de apoio ao tratamento que influenciam os resultados do tratamento

Capítulo 2

Revisão da literatura

2.1 Taxas de cura, de conclusão e de incumprimento da tuberculose (proporções)

Chanda & Gosnell, (2006) indicaram no seu trabalho que o objetivo do programa de tuberculose inclui uma taxa de deteção de casos de 70% e uma cura de 85% a nível mundial. A deteção de casos na Zâmbia é de 81% e a cura de 75%.

A Organização Mundial de Saúde (OMS) indicou que cerca de 30 milhões de pessoas foram tratadas com os cinco elementos do DOTS, resultando numa cura de mais de 80% e menos de 10% de incumprimento (Frieden & Sbarbaro, 2007).

Num estudo realizado na África do Sul, calculou-se, na fase pré-intervenção, que o tratamento concluído para todos os (503) casos era de 61% e que para os novos casos de baciloscopia positiva era de 67%. No entanto, o resultado bem sucedido para os novos casos positivos de baciloscopia foi de 82% para a clínica descentralizada e de 88% para os que viviam no distrito, mas que frequentavam o hospital para tratamento (Edginton, 1999).

Ali, (2008), indicou que a maioria dos apoiantes do tratamento recolhia mensalmente os medicamentos para a TB para os seus clientes e dava-os diariamente. Também indica que, dos 71 clientes sob supervisão direta dos apoiantes do tratamento, 61 completaram o tratamento

No trabalho de Franke et al. (2008), 10% de 671 clientes com tuberculose multirresistente (MDR) faltaram ao tratamento.

Um trabalho realizado na Rússia por Gelmanova et al. (2007) indica que 8,8% dos clientes com TB incluídos num estudo de coorte não cumpriram as suas obrigações.

2.2 Factores demográficos dos adeptos do tratamento

Egwaga et al., (2009), indicaram que o conceito de utilizar os membros da família como apoiantes do tratamento é controverso no âmbito do sistema DOTS para a TB, porque as directrizes de tratamento da OMS afirmam que os membros da família em geral não devem ser considerados como apoiantes do tratamento, mas, no entanto, nas directrizes actualizadas sobre o envolvimento da comunidade nos cuidados da TB, afirma-se que é necessário proporcionar uma maior variedade de opções de apoio ao tratamento.

Num estudo realizado por Colvin, Gumede, Grimwade, Maher, & Wilkinson, (2003), os curandeiros tradicionais foram utilizados como apoiantes do tratamento e compararam os resultados do tratamento dos seus clientes com os dos clientes do outro grupo constituído por agentes comunitários de saúde e leigos da comunidade. Verificou-se uma diferença significativa nos resultados entre os que foram supervisionados por curandeiros tradicionais e o outro grupo constituído por agentes comunitários de saúde e leigos, apesar de os resultados dos que foram supervisionados por curandeiros tradicionais terem sido de 88% e os do outro grupo de 75%.

Os apoiantes do tratamento são pessoas que vivem perto dos doentes com TB, uma vez que têm de estar acessíveis aos doentes, e os trabalhadores leigos da saúde (LHWs), que normalmente estão desempregados e têm como base as suas casas, são os utilizados (Dick, Murray, & Botha, 2005).

Wandwalo, Makundi, Hasler, & Morkve (2006), afirmaram no seu estudo que o apoiante do tratamento era um tutor (membro da família ou um parente próximo que vivia com o doente) ou um antigo doente com TB.

Um cliente com TB referiu que é importante ter alguém que o apoie no seu tratamento e que a sua irmã e ex-namorada o apoiaram durante o tratamento (Munro et al., 2007). Munro et al. também indicaram que a religião pode influenciar a adesão ao tratamento.

Um estudo efectuado por Egwaga et al., (2009) na Tanzânia não identificou qualquer caraterística do apoiante que influenciasse a obtenção de cura ou o sucesso do tratamento em doentes cujo tratamento foi observado em casa. Egwaga et al., (2009) indicaram mais uma vez que, com base em estudos anteriores, se sabe que a TDO por leigos é viável e pode resultar em bons resultados de tratamento e também mostraram que, no Nepal, a TDO por membros da família obteve taxas de sucesso que atingiram o objetivo internacional de 85%.

Anuwatnonthakate et al., (2008) descobriram na Tailândia que o facto de ter um observador durante o tratamento reduz o incumprimento e que o sucesso do tratamento entre os doentes com apoiantes familiares era o mesmo que entre os que tinham os profissionais de saúde como apoiantes. Verificou-se que a proporção de curas registadas entre os clientes com TB apoiados por membros da família era de 55%. Quando as profissionais de saúde do sexo feminino foram utilizadas no programa DOT como supervisoras do tratamento, 69,6% dos seus clientes concluíram o tratamento, 58,8% foram declarados curados e 19,6% abandonaram o tratamento. Indicam também que pelo menos dois meses de DOT resultam em melhores resultados, enquanto o estado civil e o nível de educação não tiveram qualquer efeito no tratamento.

Num estudo realizado na África do Sul, verificou-se que os doentes de TB com apoiantes masculinos do tratamento registavam maus resultados (Barker, Millard, & Nthangeni, 2002).

Ali, (2008) indica no seu estudo que o desempenho global dos trabalhadores leigos da saúde (LHW) como apoiantes do tratamento com idades compreendidas entre os 41 e os 50 anos foi melhor do que o dos outros grupos. Não se registaram diferenças estatísticas em termos de estado civil e habilitações literárias dos apoiantes do tratamento.

Dudley et al., (2003), concluíram no seu estudo que a supervisão efectuada pelos agentes comunitários de saúde contribuía para melhores resultados do que uma abordagem baseada exclusivamente nas unidades de saúde, pelo que é necessário apoiar os programas de agentes leigos de saúde no controlo da TB.

Na Tailândia, verificou-se que o TDO efectuado por profissionais de saúde tinha resultados mais positivos do que o tratamento efectuado por membros da família, embora ambos fossem mais benéficos do que o tratamento auto-administrado (Anuwatnonthakate et al., 2008).

Verificou-se que os doentes que escolheram os membros da família como apoiantes do tratamento registaram uma taxa de cura elevada e uma taxa de incumprimento inferior à dos doentes que escolheram os profissionais de saúde como apoiantes do tratamento. Concluíram, portanto, que os membros da família podem ser observadores efectivos do tratamento (Frieden & Sbarbaro, 2007).

2.3 Seleção dos apoiantes do tratamento

A abordagem do tratamento centrada no doente permite que este escolha um modelo de supervisão que não afecte a sua vida quotidiana, o que pode ter um efeito positivo na adesão ao tratamento (Egwaga et al., 2009)

Num estudo realizado na Tanzânia, concluiu-se que a transferência do TDO da unidade de saúde para o domicílio do doente e a mudança do observador de um profissional de saúde para um apoiante de eleição produzirão bons resultados (Egwaga et al., 2009).

Num estudo realizado na Suazilândia, os doentes com TB puderam escolher os seus apoiantes do tratamento em consulta com uma enfermeira. Eles escolheram um membro da família ou um agente comunitário de saúde como observador do tratamento (Escott & Walley, 2005).

Wandwalo et al., (2006) afirmaram que os doentes seleccionavam os apoiantes do tratamento, mas eram assistidos por uma equipa de saúde na seleção de um tutor responsável e de confiança. No mesmo estudo, os Coordenadores Distritais da Tuberculose (CDT) também seleccionaram antigos doentes com TB que concluíram com êxito o seu tratamento e que vivem perto da casa do doente com TB e que também estão dispostos a ser apoiantes do tratamento para alguns dos doentes com TB.

Os doentes com TB que optaram pelo tratamento domiciliário foram convidados a regressar ao centro de saúde com um apoiante do tratamento da sua escolha. Estes apoiantes receberam instruções do prestador de cuidados de saúde sobre a importância da supervisão diária da ingestão de medicamentos, os sinais e sintomas de efeitos secundários e o que fazer se estes ocorrerem, bem como a frequência da recolha de medicamentos (Egwaga et al., 2009).

No trabalho de Frieden & Sbarbaro, (2007) no Senegal, é indicado que os doentes seleccionavam os seus próprios apoiantes do tratamento e não havia opção de autoadministração. Estes apoiantes do tratamento têm de ser alguém acessível e aceitável para os doentes com TB e responsável perante o sistema de saúde

Egwaga et al., (2009) referem que não existiam pré-requisitos específicos para o apoiante escolhido pelo doente. Indicaram que a abordagem centrada no doente, na qual os doentes seleccionavam o seu próprio apoiante do tratamento, revelava um melhor sucesso do tratamento do que o DOT da unidade de saúde.

Numa investigação realizada na África do Sul, verificou-se que os doentes e os profissionais de saúde identificavam indivíduos que eram normalmente mães, filhos, irmãos ou cônjuges que tinham autoridade moral junto deles e podiam influenciar a tomada de decisões de saúde do cliente para servirem de apoiantes do tratamento (Nachega et al., 2006).

2.4 Conhecimentos sobre a tuberculose dos apoiantes do tratamento da tuberculose

A OMS sublinhou que os doentes devem ser observados para engolir diretamente todas as doses do seu tratamento para a TB e esta técnica foi adoptada pelos programas nacionais de tuberculose em muitos países do mundo como parte da estratégia de erradicação da TB (Barker, 2008).

De acordo com a OMS, (2012), o tratamento para novos casos de TB suscetível a medicamentos consiste num regime de seis meses. A OMS recomenda que a observação do tratamento seja efectuada durante os seis meses do regime de tratamento (Egwaga et al., 2009).

A mudança do tratamento baseado em instalações para o tratamento centrado no paciente mantém o princípio fundamental da observação diária do tratamento durante toda a sua duração (Egwaga et al., 2009).

De acordo com Wandwalo et al., (2006), os apoiantes do tratamento supervisionaram os doentes com TB durante o período intensivo de dois meses, após o qual os doentes tomaram o medicamento por si próprios.

É da responsabilidade do apoiante do tratamento visitar o doente com TB em sua casa mas, nalguns casos, o doente tem de se deslocar a pé até à casa do apoiante, o que dificulta a tarefa dos doentes com sintomas graves (Munro et al., 2007).

Ali, (2008), indica num estudo que a maioria dos apoiantes do tratamento recolhia mensalmente os medicamentos para a TB para os seus clientes e dava-os diariamente. Também foi indicado que, dos 71 clientes sob supervisão direta dos apoiantes do tratamento, 61 completaram o tratamento

O objetivo do tratamento da tuberculose é controlar os sintomas da tuberculose e também evitar a transmissão de pessoas infectadas a outras pessoas (Chanda & Gosnell, 2006). Indicaram também que a duração do tratamento na Zâmbia foi reduzida de 18 meses para 8 meses.

2.5 Motivação dos apoiantes do tratamento

Os apoiantes do tratamento recebem formação sobre o seu papel de observadores do tratamento, com ênfase na observação da toma de medicamentos e no incentivo aos doentes para completarem o tratamento, bem como na manutenção de registos (Wandwalo, Makundi, Hasler, & Morkve 2006).

No trabalho de Wandwalo et al., (2006), durante a fase intensiva do tratamento, os profissionais de saúde fazem visitas surpresa às casas dos pacientes para verificar a adesão ao tratamento, revendo os cartões de tratamento e contando também os comprimidos.

Wandwalo et al (2006) também descobriram na Tanzânia que a maioria (80%) dos doentes de TB estava disposta a supervisionar outro doente de TB por ter experiência pessoal com a doença e por querer ajudar outro doente. Outros 13% estavam dispostos a supervisionar os doentes para reduzir o fardo da TB na comunidade. Os restantes 7% estavam dispostos a supervisionar apenas os membros da família. A maioria dos apoiantes do tratamento (91%) estava disposta a supervisionar o tratamento de outro doente com TB. Indicaram que os apoiantes do tratamento casados tinham mais probabilidades de concordar em supervisionar os doentes do que os apoiantes do tratamento solteiros e que nenhum outro fator sociodemográfico previa a vontade de supervisionar novamente, para além do facto de serem casados. A maioria dos que não estavam dispostos a supervisionar outro doente eram irmãos ou irmãs dos doentes. Enquanto a maioria (82%) dos apoiantes do tratamento estava disposta a supervisionar novamente por razões humanitárias, 18% estavam dispostos a fazê-lo por obrigação.

Outras motivações foram que a maioria dos apoiantes do tratamento gostaria que os profissionais de saúde os visitassem com mais frequência na comunidade. Para os ex-pacientes de TB, a principal motivação era encorajar outros pacientes de TB que a doença é de facto curável e eles sentiam que podiam convencer os pacientes a completar a medicação e reduzir o estigma da doença na comunidade (Wandwalo et al., 2006).

Para garantir o cumprimento do longo período de tratamento da TB, são necessários serviços como uma supervisão atenta e o apoio ao doente (Chanda & Gosnell, 2006)

Um estudo realizado por Barker, Millard, & Nthangeni, (2002) na África do Sul, indicou que os doentes com TB supervisionados por voluntários comunitários não remunerados registaram um melhor resultado do tratamento em comparação com os supervisionados por profissionais de saúde.

É indicado no trabalho de Frontieres, (2004), que um apoiante do DOTS acreditava que o DOTS era a abordagem mais realista e que constituía uma melhoria em relação às baixas taxas de cura registadas na estratégia não DOTS.

Hadley & Maher, (2000), mostram que os membros da comunidade apoiam os doentes de TB a nível psicológico e logístico para que possam completar o seu tratamento.

Num programa DOT baseado na comunidade, em que os apoiantes receberam uma recompensa financeira, os pacientes tiveram uma taxa de sucesso de 85% e os que não receberam recompensa financeira registaram 77,6%, mas este valor não foi estatisticamente significativo (Kangovi, Mukherjee, Bohmer, & Fitzmaurice, 2009)

2.6 Desafios no trabalho e na utilização dos apoiantes do tratamento

Foi identificado na Tanzânia que o principal problema encontrado na utilização de apoiantes do tratamento era a necessidade de incentivos expressa pelos apoiantes (Egwaga et al., 2009).

Entre os desafios à adesão ao tratamento da TB contam-se o apoio inadequado dos profissionais de saúde, a duração do tratamento, o isolamento social, a falta de apoio familiar e a perceção de se sentir melhor a meio do tratamento, pressupondo assim uma recuperação total (Frontieres, 2011).

Lienhardt & Ogden, (2004), indicaram no seu estudo que receberam vários relatórios que mostram que os programadores de TB estão a utilizar várias intervenções para melhorar a adesão, mas a maioria das intervenções depende de financiamento externo.

De acordo com Wandwalo, Makundi, Hasler, & Morkve, (2006), o principal desafio na utilização de apoiantes do tratamento foi a supervisão e monitorização eficazes dos apoiantes do tratamento na comunidade.

Foi indicado que os doentes que gastaram menos em deslocações e tratamento tiveram melhores resultados do que os seus homólogos (Wei, Liang, Liu, Walley, & Dong, 2008)

Uma das barreiras que podem levar os doentes a faltar é o tipo de trabalho que leva o doente para fora da sua área (Squire 2008).

No trabalho de Munro et al., (2007), alguns doentes deixam de tomar a medicação para a TB quando se sentem melhor ou não têm sinais e sintomas da doença, juntamente com os terríveis efeitos secundários do medicamento. Outras razões são o facto de não terem dinheiro para comprar o medicamento e de beberem, o que faz com que não se desloquem à unidade de saúde e interrompam o tratamento em vez de abandonarem o hábito de beber. Um outro desafio é o tempo necessário para estar presente na observação direta do consumo de drogas, o que compromete a sua capacidade de realizar outras tarefas diárias.

Num estudo realizado no Quénia, os doentes com TB que viajaram para fora do centro de tratamento, o facto de se sentirem melhor e o abuso de álcool foram alguns dos factores que contribuíram para o incumprimento dos doentes durante o tratamento da tuberculose (Muture et al., 2011).

O trabalho de Chanda & Gosnell, (2006) mostra que os papéis familiares são frequentemente perturbados devido à natureza crónica da tuberculose, ao protocolo de tratamento prolongado e à natureza frequente do tratamento (toma de medicamentos).

A recolha diária de medicamentos foi considerada um desafio, independentemente da distância necessária para viajar até à unidade de saúde (Egwaga et al., 2008)

Capítulo 3

Métodos

3.1 Tipo de estudo

O estudo foi um estudo transversal descritivo que utilizou um método quantitativo para a recolha de dados. Foram revistos os registos dos clientes com TB registados no ano de 2011 utilizando uma lista de verificação e os seus apoiantes do tratamento foram entrevistados através de um questionário. Foram efectuadas análises univariadas, de qui-quadrado e de regressão logística para determinar as proporções, as diferenças e a força das associações entre as variáveis independentes e as variáveis dependentes.

3.2 Local/área de estudo

O estudo foi efectuado no Município de Ketu South da Região de Volta, que se situa na parte sudeste do Gana. Ketu Sul é limitado a norte pelo distrito de Ketu Norte, a oeste por Ketu Norte e Keta Municipal, a sul pelo Golfo da Guiné e a leste pela República do Togo. A população do município em 2013 é de 173.117 habitantes, segundo as projecções do censo de 2010 (KSMHMT, 2013b).

O município foi ainda dividido em seis sub-municípios, nomeadamente: Aflao East, Aflao Wego, Aflao West, Klikor, Some Fugo e Some Wego. As instalações de saúde do município incluem: três hospitais (um público e dois privados), três clínicas privadas, seis centros de saúde públicos e vinte e quatro zonas de CHPS em funcionamento (KSMHMT, 2013b).

A malária, as Infecções Respiratórias Agudas (IRAs) e a hipertensão têm sido a primeira, segunda e terceira, respetivamente, entre as dez principais doenças no município durante três anos consecutivos (2010 a 2012). A tabela abaixo mostra a tendência das dez principais doenças no município de 2010 a 2012.

Tabela 1. As dez principais doenças no município de Ketu Sul de 2010 a 2012

No	Disease	2010	Disease	2011	Disease	2012
1	Malaria	30397	Malaria	32623	Malaria	29815
2	A RTI	6988	A RTI	9967	A RTI	10187
3	Hypertension	4859	Hypertension	5054	Hypertension	4009
4	Anaemia	4719	Anaemia	4253	Rheumatic & joint pain	3852
5	Rheumatic & joint Pain	2886	Rheumatic & joint Pain	3729	Anaemia	3548
6	Intestinal worm.	2226	Skins disease/ ulcers	2959	Diarrhoea diseases	2753
7	Diarrhoea diseases	2184	Intestinal worm	2423	Skin diseases/ ulcers	2678
8	Skin diseases/ ulcers	1845	Diarrhoea diseases	2377	Intestinal worm	1963
9	Pregnancy Related Complications	970	Diabetes mellitus	957	Diabetes mellitus	742
10	Diabetes mellitus	925	Pregnancy Related Complications	705	Tuberculosis	395

Fonte: (KSMHMT, 2013a)

O município que regista o maior número (cerca de 25%) de casos de TB na região de Volta e que também tem a TB entre as dez principais doenças em 2012 tem três centros de diagnóstico da TB, nomeadamente o Hospital Municipal de Ketu South, o Hospital Central Aflao e a New Hope Clinic Limited. Os casos de TB registados nestes três centros no ano de 2011 e os seus apoiantes de tratamento que residem no município de Ketu South foram utilizados para o estudo. Abaixo encontra-se o mapa do local do estudo.

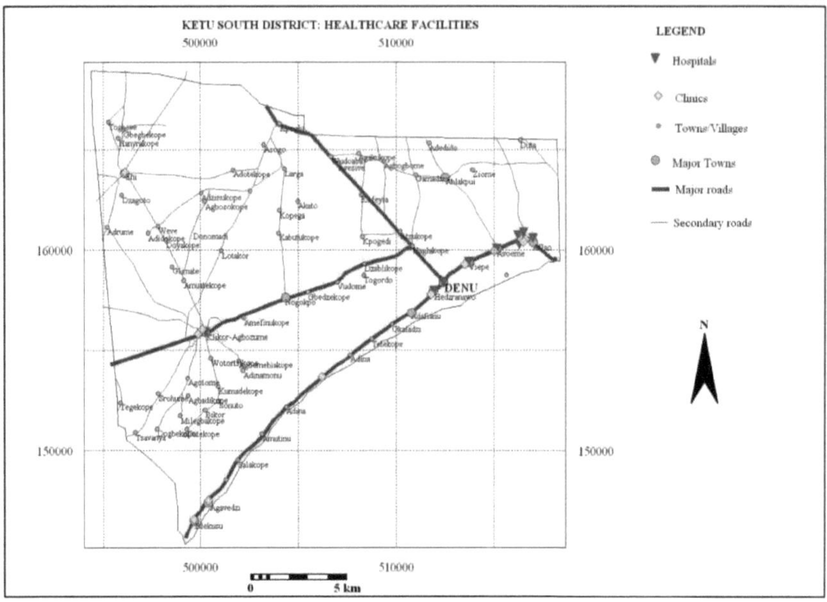

Fig. 2. Mapa do município de Ketu Sul (Assembleia Municipal de Ketu Sul, 2013).

3.3 Variáveis

As variáveis independentes do estudo incluem as características dos antecedentes (idade, sexo, habilitações literárias, estado civil, profissão e relação do apoiante do tratamento com o cliente com TB), a seleção do apoiante do tratamento, a motivação do apoiante do tratamento, os conhecimentos sobre a TB e os desafios. As variáveis dependentes foram constituídas pelos doentes curados, completados e faltosos

3.4 População do estudo

A população do estudo foi constituída por novos doentes de TB com idade igual ou superior a 15 anos que iniciaram o tratamento no ano de 2011 e pelos seus apoiantes. Eram pessoas registadas e residentes no município de Ketu South que terminaram o seu tratamento no ano de 2012.

3.5 Dimensão da amostra e método de amostragem

Todos os doentes de TB e os seus apoiantes de tratamento foram utilizados para o estudo. O município registou 341 doentes adultos com TB no ano de 2011. Dos 341 doentes adultos com TB, 218 tinham apoiantes de tratamento residentes no município de Ketu Sul e 137 deles foram utilizados no estudo. Os restantes 82 não puderam ser localizados devido a moradas erradas, morte e migração da sua comunidade.

A partir da análise dos registos, foi criada uma lista de todos os apoiantes do tratamento da TB com um número único associado aos clientes com TB que apoiavam.

3.6 Técnicas e instrumentos de recolha de dados

Foi utilizada uma lista de verificação para extrair dados dos registos de tuberculose (pastas de TB) nos três centros DOT do município para os clientes de TB. Em seguida, foi utilizado um questionário estruturado para entrevistar os apoiantes do tratamento. Os inquiridos (apoiantes do tratamento) foram localizados nas suas casas através das suas moradas ou números de telefone do registo da TB ou contactados através dos clientes com TB, tendo sido obtido o seu consentimento verbal informado antes da administração do questionário.

As listas de perguntas relevantes necessárias para cumprir os objectivos do estudo constituíram a base do questionário. Isto orientou a direção das perguntas e assegurou a obtenção de toda a informação relevante. O questionário, que estava dividido em secções, tinha perguntas essencialmente fechadas.

3.7 Controlo da qualidade

Foram adoptadas as seguintes medidas para garantir a qualidade dos dados recolhidos:

a. Foram recrutados e formados cinco assistentes de investigação para ajudar na recolha de dados para o estudo.

b. O investigador supervisionou a recolha dos dados.

c. O investigador também participou na revisão dos registos e entrevistou alguns dos apoiantes do tratamento, a fim de verificar o trabalho dos assistentes de investigação.

d. Todos os dias, os dados eram verificados para garantir que todas as informações estavam corretamente preenchidas e os erros e omissões detectados eram discutidos com os assistentes de investigação. Os assistentes de investigação faziam então o acompanhamento e as correcções necessárias.

e. O questionário foi pré-testado para garantir que o instrumento de recolha de dados é validado e que os assistentes de investigação estão familiarizados com o instrumento antes da recolha efectiva de dados.

f. Os dados foram introduzidos duas vezes para garantir que foram introduzidos corretamente.

3.8 Processamento e análise de dados

3.8.1 Métodos estatísticos

As variáveis de resultado do estudo foram a cura, a conclusão e o incumprimento. Todos os clientes adultos com TB registados no ano de 2011, residentes no município de Ketu South e com apoiantes do tratamento que puderam ser localizados e entrevistados, foram incluídos na análise.

O SPSS versão 16 e o stata versão 11 foram utilizados para a introdução e análise dos dados. Os dados foram introduzidos duas vezes no SPSS, limpos e exportados para o Stata para análise.

Foi utilizada uma análise univariada para determinar a proporção de pessoas curadas, completadas e em situação de incumprimento em geral e em relação às características demográficas dos clientes com TB. A proporção de curados, completados e faltosos foi também determinada em relação às características do apoiante do tratamento.

Foi utilizada a análise bivariada para determinar as diferenças entre os factores do apoiante, que eram características de fundo como a idade, o sexo, a seleção do apoiante do tratamento, a relação do apoiante do tratamento com o cliente com TB, etc., em relação aos resultados do tratamento.

A regressão logística também foi utilizada para investigar os factores dos apoiantes do tratamento que estão associados ao resultado do tratamento (cura). Em primeiro lugar, foi examinada a associação entre a cura, a conclusão e o incumprimento com cada fator de apoio no estudo, ignorando todas as outras variáveis para obter as variáveis que estão relacionadas com as variáveis dependentes. Cada variável era candidata a ser incluída na análise de regressão logística, desde que o valor de P fosse inferior a 0,05.

A idade foi categorizada em 15-24, 25-34, 35-44, 45-54, 55-64 e >65 anos para a descrição das características dos antecedentes dos utentes com TB e dos seus apoiantes no tratamento. Algumas das características dos apoiantes do tratamento foram categorizadas: A idade foi categorizada entre aqueles que são mais jovens e mais velhos do que o cliente com TB que apoiaram; O estado civil foi categorizado em casado e solteiro; Os apoiantes do tratamento foram considerados como tendo muito bons conhecimentos se respondessem corretamente a cinco a seis perguntas do questionário sobre conhecimentos, bons conhecimentos se respondessem corretamente a três a quatro perguntas, baixos conhecimentos se respondessem corretamente a uma a duas perguntas e nenhuns conhecimentos se nenhuma das perguntas sobre conhecimentos fosse respondida corretamente; a ocupação foi categorizada em empregados e desempregados, sendo que os empregados eram trabalhadores por conta própria, empregados governamentais ou não governamentais. Outras categorizações efectuadas foram: Motivação: os que estavam motivados (tinham razões para apoiar o seu cliente ou eram pagos para apoiar o cliente com TB) e os que não estavam motivados (não tinham razões ou não eram pagos para apoiar os seus clientes) e os desafios: não tinham desafios ou tinham desafios.

3.9 Considerações/questões éticas

O estudo foi aprovado pelo Comité de Revisão Ética do Serviço de Saúde do Gana, Divisão de Investigação e Desenvolvimento em Accra.

Foi obtida autorização da Direção Municipal de Saúde de Ketu South para realizar o estudo no município.

Os participantes no estudo foram pessoas que apoiaram clientes com TB no seu curso de tratamento no ano de 2011. Não houve risco nem benefício para os participantes envolvidos no estudo e não houve compensação para os participantes que participaram no estudo.

Foi obtido um consentimento verbal informado dos inquiridos individuais (apoiantes do tratamento) antes de os entrevistar. Foi garantida aos participantes a confidencialidade da informação recolhida na entrevista e os dados do estudo seriam guardados a sete chaves e acessíveis apenas ao investigador principal e aos supervisores.

Foi assegurada aos coordenadores institucionais dos três centros DOTS do município a confidencialidade dos dados recolhidos através da análise dos registos dos clientes com TB.

O investigador ou investigador principal não tem qualquer conflito de interesses no que diz respeito a este estudo.

3.10 Pré-teste ou estudo-piloto

A lista de verificação para a revisão dos registos e o questionário para a entrevista foram pré-testados no distrito de Ketu Norte, um distrito vizinho com características semelhantes às de Ketu Sul. O pré-teste ajudou o investigador a fazer as correcções necessárias antes da recolha efectiva de dados. Também ajudou os assistentes de investigação a familiarizarem-se com o instrumento antes da recolha efectiva de dados para o estudo. O estudo-piloto também ajudou na padronização da recolha de dados pelos assistentes de investigação.

Capítulo 4

Resultados

4.1 Características dos antecedentes dos doentes de TB com apoiantes do tratamento no município de Ketu Sul

Foi analisado um registo de 341 clientes de TB registados no ano de 2011 no município de Ketu Sul. Este número era composto por 218 clientes com apoiantes de tratamento a residir no município, 82 clientes de TB sem apoiantes de tratamento ou a residir fora do município e 41 da República do Togo. Os apoiantes do tratamento de 81 dos 218 clientes com TB que se qualificaram para serem incluídos no estudo não puderam ser entrevistados devido a moradas erradas ou à migração da comunidade.

Foi utilizado para o estudo um total de 137 casos de TB com idades compreendidas entre os 15 e os 65 anos. A sua idade média era de 43,4 anos com um desvio padrão de + 15,1. Os casos eram constituídos por 21 casos de TB pulmonar positiva e 116 casos de TB pulmonar negativa. Os homens do estudo eram 76 e as mulheres 61 (tabela 2). 108 (78,8%) dos clientes de TB utilizados para o estudo eram do Hospital Municipal, 21 (15,3%) do Hospital Central de Aflao (CAH) e 8 (5,8%) da Clínica Nova Esperança. Os 137 casos eram provenientes dos seis sub-municípios do município. A distribuição dos casos foi a seguinte Aflao West, 48 (35,0%); Some Fugo, 29 (21,2%); Aflao Wego, 24 (17,5%); Aflao East, 19 (13,9%); Some Wego, 9 (6,6%) e Klikor, 8 (5,8%).

A maioria, 87 (63,5%) dos utentes com TB utilizados no estudo, tinha idade superior a 35 anos, sendo que a maior proporção (27,7%) tinha idade superior a 55 anos e a menor proporção (11,7%) situava-se no grupo etário dos 46-55 anos (tabela 2). 108 (78,8%) dos clientes foram supervisionados durante pelo menos dois meses. A Tabela 2 mostra as características dos 137 clientes de TB utilizados no estudo.

Tabela 2. Características dos antecedentes dos clientes de TB com apoiantes de tratamento no município de Ketu Sul em 2011

Variable	All TB Client = 137	
Age group	**Number**	**%**
15 – 25	17	12.4
26 – 35	33	24.1
36 – 45	33	24.1
46 – 55	16	11.7
Above 55	38	27.7
Sex		
Male	76	55.5
Female	61	45.5
Duration of support		
Less than 2 months	29	21.2
2 to less than 4 months	45	32.9
4 to 6 months	63	45.9

4.2 Características dos apoiantes do tratamento da TB no município de Ketu Sul

Foram entrevistados e utilizados para o estudo 137 apoiantes do tratamento da TB com idades compreendidas entre os 19 e os 74 anos. A sua idade média foi de 42,8 anos, com um desvio padrão de + 13,6. Os apoiantes do tratamento que eram mais novos do que os seus clientes eram 75 (54,7%). As mulheres constituíam 84 (61,3%) dos apoiantes do tratamento (tabela 3). Os auxiliares de tratamento utilizados eram cristãos, tradicionalistas ou muçulmanos e os cristãos constituíam 97 (70,0%) dos inquiridos (tabela 3). Os apoiantes do tratamento que tinham algum nível de escolaridade eram 105 (76,6%), os que eram solteiros constituíam 42 (30,7%) dos inquiridos e os desempregados eram 21 (15,3%). O Quadro 3 apresenta as características dos apoiantes do tratamento no município de Ketu Sul.

Tabela 3. Características de base dos apoiantes do tratamento da TB no município de Ketu Sul em 2011

Variable	Treatment Supporters: Total = 137	
Age group	**Number**	**%**
< or = 25	16	11.7
26 – 35	29	21.2
36 – 45	37	27.0
46 – 55	31	22.6
Above 55	24	17.5
Sex		
Male	53	38.7
Female	84	61.3
Religion		
Christian	97	70.8
Muslim	4	2.9
Traditional	36	26.3
Level of education		
None	32	23.4
Primary /JHS	72	52.5
SHS	24	17.5
Tertiary	9	6.6
Occupation		
Unemployed	21	15.3
Self-employed/ informal	101	73.7
Government employee	15	11.0
Marital status		
Single	21	15.3
Married	95	69.3
Divorced/ separated	6	4.4
Widowed	15	11.0

4.3 Proporção de clientes de TB com apoiantes de tratamento curados, completados e que abandonaram o tratamento no município de Ketu Sul

A taxa de deteção de casos de tuberculose no município foi de 96,1% no ano de 2011. O sucesso do tratamento dos utentes com tuberculose com apoiantes de tratamento utilizados no estudo foi de 79,6%. O número total de casos utilizados na análise foi de 137, sendo 21 (15,3%) casos pulmonares positivos e 116 (84,7%) casos pulmonares negativos. Os clientes com tuberculose pulmonar positiva e apoiantes do tratamento curados foram 14 (66,7%) e todos os clientes com idades compreendidas entre os 26 e os 35 anos foram curados, 9 (75,0%) foram curados para clientes do sexo masculino (tabela 4) e todos os clientes apoiados durante pelo menos dois meses foram curados.

O número total de doentes com TB que completaram o tratamento foi de 95 (81,9%). A proporção de doentes com TB que concluíram o tratamento nos vários grupos etários foi superior a 80%, exceto nos grupos com mais de 55 anos, que foi de 73,3% (tabela 4). O número de homens que completaram o tratamento foi de 57 (89,1%) e o de mulheres foi de 38 (73,1%). 56 (98,3%) dos clientes supervisionados durante pelo menos quatro meses concluíram o tratamento.

Os clientes de TB com apoiantes do tratamento que faltaram ao tratamento foram 28 (20,4%). O grupo etário com o maior número 12 (31,6%) de faltosos foi o dos indivíduos com mais de 55 anos e o grupo com a menor proporção 4 (12,1%) foi o dos 26-35 anos (tabela 4). Os homens registaram uma proporção mais baixa de incumpridores do que as mulheres e apenas 1 (1,6%) dos clientes supervisionados durante pelo menos quatro meses entrou em incumprimento (tabela 4).

Tabela 4. Proporção de clientes de TB com apoiantes de tratamento curados, concluídos e com incumprimento no município de Ketu Sul em 2011

Variable	***All TB clients n=137(%)	*Positive n=21(%)	**Negative n=116(%)	*Cured n=14(%)	**Completed n=95(%)	***Defaulted n=28(%)
Age group						
15 – 25	17(12.4)	0	17(14.7)	0	14(82.4)	3(17.6)
26 – 35	33(24.1)	6(28.5)	27(23.3)	6(100)	23(85.2)	4(12.1)
36 – 45	33(24.1)	3(14.3)	30(25.9)	2(66.7)	26(86.7)	5(15.2)
46 – 55	16(11.7)	4(19.0)	12(10.3)	2(50.0)	10(83.3)	4(25.0)
> 55	38(27.7)	8(38.1)	30(25.9)	4(50.0)	22(73.3)	12(31.6)
Sex						
Male	76(55.5)	12(57.1)	64(55.2)	9(75.0)	57(89.1)	10(10.9)
Female	61(45.5)	9(42.9)	52(44.8)	5(55.6)	38(73.1)	18(29.5)
Duration of support						
<2mnths	29(21.2)	8(38.1)	21(18.1)	1(12.5)	4(19.1)	24(82.8)
2-<4mths	45(32.9)	7(33.3)	38(32.8)	7(100)	35(92.1)	3(6.7)
4-6mnths	63(45.9)	6(28.6)	57(49.1)	6(100)	56(98.3)	1(1.6)

NB: * Os casos positivos serviram de denominador para a proporção de curados. ** Os casos negativos serviram de denominador para a proporção que completou o tratamento. ***Todos os clientes com TB serviram de denominador para a proporção de faltosos.

4.4 Factores que apoiam o tratamento em relação à cura dos casos de TB no município de Ketu Sul

As proporções curadas entre todas as variáveis independentes foram determinadas e o teste do qui-quadrado foi efectuado para determinar se o fator é significativo ou não. Um fator é considerado significativo se o valor de P for inferior a 0,05. Todos os clientes com TB 6 (100%) supervisionados por apoiantes mais velhos foram curados, em comparação com 8 (53,3%) curados para aqueles supervisionados por apoiantes mais novos e esta diferença é significativa ($x^2 = 4,20$; P = 0,04) (tabela 5). A proporção de doentes com TB curados entre os que foram supervisionados por apoiantes de tratamento tanto do sexo masculino como do sexo feminino foi a mesma (66,7%). A religião e a formação académica não influenciaram a cura dos doentes com TB. Nem a religião nem a formação académica dos apoiantes do tratamento influenciaram a cura dos doentes com TB. A religião foi ($x^2 = 1,97$; P = 0,373) e o nível educacional ($x^2 = 4,21$; P = 0,240) (tabela 4). Todos os clientes (2) supervisionados por supervisores de tratamento viúvos foram curados, o que foi supervisionado por um supervisor de tratamento divorciado não foi curado. Apenas 1 (20%) dos clientes do supervisor solteiro foi curado.

Os clientes supervisionados por apoiantes de tratamento casados tiveram 11 (84,6%) curas, em comparação com os supervisionados por apoiantes solteiros, com 3 (37,5%) curas, o que é significativo (x^2 = 4,95; P = 0,026).

A ocupação dos apoiantes do tratamento não mostrou qualquer significância na cura dos doentes com TB (x^2 = 0,15; P = 0,694), apesar de os empregados terem 11 (64,7%) curas contra 3 (75%) dos desempregados. Os curados entre os doentes de TB que seleccionaram os seus próprios apoiantes de tratamento foram 13 (81,3%), enquanto que entre aqueles cujos apoiantes de tratamento foram seleccionados pelos profissionais de saúde foi 1 (20,0%). A diferença é significativa (x^2 = 6,43; P = 0,011). A relação do apoiante do tratamento com o cliente com TB não mostrou qualquer significado (x^2 = 0,53; P = 0,469).

Os conhecimentos sobre a TB dos apoiantes do tratamento parecem aumentar com a proporção de curados. Os que tinham poucos conhecimentos tinham zero (0), os que tinham bons conhecimentos tinham 2 (33,3%) e os que tinham muito bons conhecimentos tinham 12 (85,7%) curados (x^2 = 7,29; P = 0,026). Os que disseram que a TB é curável tiveram 14 (77,8%) dos seus clientes curados e nenhum dos clientes dos que disseram que a TB não é curável foi curado, o que é significativo (x^2 = 7,00; P = 0,030). A motivação (x^2 = 0,53; P = 0,469) e os desafios (x^2 = 3,80; P = 0,284) não tiveram qualquer influência na cura.

Tabela 5. Factores de apoio ao tratamento em relação ao tratamento curado para casos de TB no município de Ketu Sul 2011

Variable	Pulmonary +ve TB Cases n=21(%)	Cured	Pearson Chi-squared P-Value
Age			$\chi^2 = 4.20$; P = 0.04
Younger than client	15(71.4)	8(53.3)	
Older than client	6(28.6)	6(100)	
Sex			$\chi^2 = 0.00$; P = 1.000
Male	6(28.6)	4(66.7)	
Female	15(71.4)	10(66.7)	
Religion			$\chi^2 = 1.97$; P = 0.373
Christian	14(66.7)	8(57.1)	
Muslim	2(9.5)	2(100)	
Traditional	5(23.8)	4(80.0)	
Level of education			$\chi^2 = 4.21$; P = 0.240
None	5(23.8)	5(100)	
Primary/JHS	13(61.9)	7(53.9)	
SHS	2(9.5)	1(50.0)	
Tertiary	1(4.8)	1(100)	
Marital status			$\chi^2 = 4.95$; P = 0.026
Unmarried	8(38.1)	3(37.5)	
Married	13(61.9)	11(84.6)	
Occupation			$\chi^2 = 0.15$; P = 0.694
Unemployed	4(19.0)	3(75.0)	
Employed	17(81.0)	11(64.7)	
Selection of treatment supporter			$\chi^2 = 6.43$; P = 0.011
By TB client	16(76.2)	13(81.3)	
By Health worker	5(23.8)	1(20.0)	
Relationship with TB client			$\chi^2 = 0.53$; P = 0.469
Close relative	16(76.2)	10(62.5)	
Distant relative/ other	5(23.8)	4(80.0)	
Knowledge on TB			$\chi^2 = 7.29$; P = 0.026
No knowledge	0	0	
Low knowledge	1(4.8)	0	
Good knowledge	6(28.6)	2(33.3)	

Very good knowledge	14(66.6)	12(85.7)	
Motivation of treatment supporters			$\chi^2 = 0.53$; P = 0.469
Not Motivated	1(4.8)	1(100)	
Motivated	20(95.2)	13(65.0)	
Challenges in the work of treatment supporter			$\chi^2 = 3.8$; P = 0.284
No Challenge	10(47.6)	8(80.0)	
Had Challenge	11(52.4)	6(54.5)	

Tabela 6. Razão de probabilidades não ajustada para os factores dos apoiantes do tratamento que influenciam a cura no município de Ketu Sul 2011

Variable	Odds ratio	95% CI
Married	17.33	1.38, 216.60
Selection of treatment supporter by TB client	16.50	1.36, 200.00

Outras variáveis significativas, mas não incluídas na tabela 5, foram a idade dos apoiantes do tratamento em comparação com a dos seus clientes com TB; o conhecimento do apoiante do tratamento em relação ao resultado do tratamento do seu cliente e a cura dos clientes cujos apoiantes do tratamento acreditavam que a TB era curável em comparação com os que não acreditavam que a TB era curável. Estas variáveis não foram incluídas no modelo final porque a proporção de curas para um dos grupos foi de 100% ou de Zero (0)

4.5Factores que apoiam o tratamento em relação ao tratamento concluído no município de Ketu Sul

O número total de doentes com TB a partir do qual se determinou a proporção de conclusão do tratamento foi de 116 (84,7%) do total de 137 inquiridos utilizados no estudo. Nenhum dos factores relacionados com os apoiantes do tratamento mostrou significância estatística relativamente à conclusão do tratamento (tabela 7). No entanto, 2 (100%) dos clientes supervisionados por muçulmanos, 8 (100%) supervisionados por um apoiante com ensino superior e 9 (100%) por familiares distantes completaram o tratamento (tabela 7). Os clientes de apoiantes casados registaram maior taxa de conclusão do tratamento, 68 (82,9%), do que os solteiros, 27 (79,4%). 61 (85,3%) dos clientes que seleccionaram os seus próprios clientes concluíram o tratamento e 31 (75,6%) dos clientes concluíram o tratamento para apoiantes seleccionados pelos profissionais de saúde. Os conhecimentos voltaram a aumentar com a proporção de pessoas que concluíram o tratamento, embora não tenham sido significativos.

Tabela 7. Factores de apoio ao tratamento em relação ao tratamento concluído para casos de TB no município de Ketu Sul em 2011

Variable	Pulmonary –ve TB Cases n=116(%)	Completed	Pearson Chi-squared	P-Value
Age			$\chi^2 = 0.17$; P = 0.677	
Younger than client	60(51.7)	50(83.3)		
Older than client	56(48.3)	45(80.4)		
Sex			$\chi^2 = 1.50$; P = 0.221	
Male	47(40.5)	36(76.6)		
Female	69(59.5)	59(85.5)		
Religion			$\chi^2 = 0.60$; P =0.741	
Christian	83(71.6)	67(80.7)		
Muslim	2(1.7)	2(100)		
Traditional	31(26.7)	26(83.9)		
Level of education			$\chi^2 = 3.07$; P = 0.381	
None	27(23.2)	22(81.5)		
Primary/JHS	59(50.9)	49(83.1)		
SHS	22(19.0)	16 (72.7)		
Tertiary	8(6.9)	8(100)		
Marital status			$\chi^2 = 0.20$; P = 0.654	
Unmarried	34(29.3)	27(79.4)		
Married	82(70.7)	68(82.9)		
Occupation			$\chi^2 = 0.00$; P =0.958	
Unemployed	17(14.7)	14(82.4)		
Employed	99(85.3)	81(81.8)		
Selection of treatment supporter			$\chi^2 = 1.69$; P = 0.194	
By TB client	75(64.7)	61(85.3)		
By Health worker	41(35.3)	31(75.6)		
Relationship with TB client			$\chi^2 = 2.16$; P =0.142	
Close relative	107(92.2)	86(80.4)		
Distant relative/others	9(7.8)	9(100)		
Knowledge on TB			$\chi^2 = 1.38$; P = 0.503	
No knowledge	0	0		
Low knowledge	6(0.1)	5(83.3)		
Good knowledge	34(29.3)	30(88.2)		

Very good knowledge	76(65.5)	60(79.0)	
Motivation of treatment supporters			$\chi^2 = 0.01$; P = 0.925
Not Motivated	6(5.2)	5(83.3)	
Motivated	110(94.8)	90(89.8)	
Challenges in the work of treatment supporter			$\chi^2 = 0.70$; P = 0.873
No Challenge	80(69.0)	65(81.3)	
Had Challenge	36(31.0)	30(83.3)	

4.6 **Factores de apoio ao tratamento em relação ao abandono do tratamento dos casos de TB no município de Ketu Sul em 2011**

Nenhum dos factores dos apoiantes do tratamento mostrou significância estatística no que diz respeito ao incumprimento do tratamento (tabela 8). Nenhum dos quatro (4) clientes supervisionados por muçulmanos e nenhum dos nove (9) clientes com TB apoiados por apoiantes do tratamento com um nível de educação terciário faltou ao tratamento.

Os clientes supervisionados por apoiantes de tratamento casados registaram uma proporção inferior de 16 (16,8%) de incumprimento. O incumprimento nos solteiros foi de 12 (28,6%). Entre o grupo de apoiantes do tratamento solteiros, a proporção de incumprimento também variou. Os clientes dos apoiantes do tratamento que são funcionários públicos registaram 1 (6,7%) incumprimento, ao passo que os que eram trabalhadores independentes ou trabalhavam com ONGs, 23 (22,8%) dos seus clientes incumpriram.

A maioria dos 130 (94,9%) apoiantes do tratamento estava motivada, mas 20,8% dos seus clientes não compareceram. 86 (66,2%) dos apoiantes do tratamento apoiaram os seus clientes por serem membros da família e 20 (23,3%) dos seus clientes faltaram ao tratamento, 39 (30%) apoiaram os seus clientes por considerarem que era seu dever fazê-lo e 6 (15,4%) dos seus clientes faltaram ao tratamento. Outras razões para o apoio foram ajudar a reduzir o fardo na comunidade: 2 (0,8%) e nenhum dos seus clientes faltou, e os que o fizeram para reduzir a pressão sobre as unidades de saúde foram 2 (1,5%) e nenhum dos seus clientes também faltou. Nenhum dos nove (9) clientes com TB dos apoiantes do tratamento que foram pagos para apoiar os seus clientes entrou em incumprimento.

4.7 (21,2%) dos apoiantes do tratamento tiveram dificuldades financeiras para apoiar o seu cliente. Os que se depararam com o fator tempo foram 18 (13,1%) e 4

(22,2%) dos seus clientes entraram em incumprimento.

Tabela 8. Factores de apoio ao tratamento em relação ao incumprimento do tratamento para casos de TB no município de Ketu Sul 2011

Variable	Pulmonary TB Cases n=137	Defaulted 28	Pearson Chi-squared P-Value
Age			$\chi^2 = 1.29$; P = 0.255
Younger than client	75(54.7)	18(24.0)	
Older than client	62(45.3)	10(16.1)	
Sex			$\chi^2 = 1.90$; P = 0.168
Male	53(38.7)	14(26.4)	
Female	84(61.3)	14(16.7)	
Religion			$\chi^2 = 1.64$; P = 0.440
Christian	97(70.8)	22(22.7)	
Muslim	4(2.9)	0	
Traditional	36(26.3)	6(16.7)	
Level of education			$\chi^2 = 5.2$; P = 0.156
None	32(23.4)	5(15.6)	
Primary/JHS	72(52.6)	15(20.8)	
SHS	24(17.5)	8(33.3)	
Tertiary	9(6.6)	0	
Marital status			$\chi^2 = 2.46$; P = 0.116
Unmarried	42(30.7)	12(28.6)	
Married	95(69.3)	16(16.8)	
Occupation			$\chi^2 = 0.03$; P = 0.864
Unemployed	21(15.3)	4(19.1)	
Employed	116(84.7)	24(20.7)	
Selection of treatment supporter			$\chi^2 = 2.61$; P = 0.106
By TB client	91(66.4)	15(16.5)	
By Health worker	46(33.6)	13(28.3)	
Relationship with TB client			$\chi^2 = 1.70$; P = 0.193
Close relative	123(89.8)	27(22.0)	
Distant relative/ other	14(10.2)	1(7.1)	
Knowledge on TB			$\chi^2 = 0.19$; P = 0.908
No knowledge	0	0	
Low knowledge	7(5.1)	1(14.3)	
Good knowledge	40(29.2)	8(20.0)	

Very good knowledge	90(65.7)	19(21.1)	
Motivation of treatment supporters			$\chi^2 = 0.17; P = 0.679$
Not Motivated	7(5.1)	1(14.3)	
Motivated	130(94.9)	27(20.8)	
Challenges in the work of treatment supporter			$\chi^2 = 0.04; P = 0.840$
No Challenge	119(86.9)	24(20.2)	
Had Challenge	18(13.1)	4(22.2)	

De acordo com os coordenadores institucionais da TB, os desafios na utilização de apoiantes do tratamento incluem; (i). "Alguns dos doentes com TB não têm nenhum familiar disposto a apoiá-los ou não conseguiram identificar ninguém que os pudesse apoiar", (ii). "Alguns apoiantes do tratamento querem partilhar com eles o pacote de apoio destinado aos doentes com TB" e "Os membros da família alargada ou os apoiantes que estão longe dos doentes com TB têm dificuldade em monitorizar os seus doentes regularmente.

Capítulo 5

Discussões

5.1 Proporções de cura, conclusão e incumprimento do tratamento da tuberculose

Uma análise dos registos feita nas três unidades de saúde que praticam DOTS no município de Ketu Sul revelou que foram registados 341 casos no ano de 2011, o que deu ao município uma taxa de deteção de casos de 96,1%. Foram utilizados para o estudo 137 casos de 218 casos de TB em adultos que tinham apoiantes de tratamento residentes no município de Ketu Sul e que puderam ser localizados e entrevistados. Os restantes 81 não puderam ser entrevistados devido a endereço incorreto ou migração da sua comunidade ou município. A deteção de casos encontrada neste estudo é mais elevada do que a encontrada (81%) num estudo de Chanda & Gosnell, (2006), na Zâmbia.

Conforme indicado pela OMS, (2012), o tratamento para novos casos de TB suscetível a medicamentos consiste num regime de seis meses, cerca de metade dos casos foram supervisionados até cinco ou seis meses e os que foram supervisionados durante pelo menos dois meses tiveram resultados muito bons. Isto é semelhante ao que Anuwatnonthakate et al., (2008) descobriram na Tailândia, onde dois meses de DOT resultaram em melhores resultados de tratamento

O resultado bem sucedido do tratamento neste estudo (79,6%) está próximo dos 82% encontrados num estudo de Edginton, (1999) na África do Sul. De acordo com (Frieden & Sbarbaro, 2007), a OMS indicou que cerca de 30 milhões de pessoas foram tratadas com DOTS, resultando numa cura de mais de 80%. Mas neste estudo realizado no Município de Ketu South, onde se pratica o DOTS, a proporção de doentes com TB curados foi inferior a 80%, mas semelhante ao que foi encontrado por Chanda & Gosnell, (2006) na Zâmbia. A proporção de utentes com TB que completaram o tratamento, segundo a análise, foi de 81,9%.

A partir do estudo, a proporção (20,4%) de utentes de TB com apoiantes de tratamento que abandonaram o tratamento é superior à encontrada noutros estudos. Por exemplo, no trabalho de Gelmanova et al. (2007), 8,8% dos utentes com TB abandonaram o tratamento. Também Franke et al. (2008), indicam no seu trabalho que 10% dos utentes com TB multirresistente (MDR) faltaram ao tratamento. A elevada taxa de incumprimento pode dever-se ao facto de alguns apoiantes do tratamento terem dificuldades em chegar aos seus clientes, uma vez que alguns deles disseram que "gastam" muito dinheiro para chegar aos seus clientes. Um dos coordenadores institucionais também disse que os apoiantes do tratamento que estão longe dos doentes com TB têm dificuldade em monitorizar os seus doentes regularmente. Este elevado incumprimento pode levar ao desenvolvimento de TB multirresistente (TB-MDR).

5.2 Factores que apoiam o tratamento em relação aos resultados do tratamento

5.2.1 Factores demográficos

Verificou-se que os doentes com TB supervisionados por apoiantes do tratamento mais velhos foram mais curados do que aqueles que foram supervisionados por apoiantes do tratamento mais novos. A proporção de curas entre os que foram supervisionados por apoiantes mais velhos foi de 100%, enquanto a proporção de curas entre os que foram supervisionados por pessoas mais novas foi de 53,3% ($p = 0,04$). A idade do apoiante do tratamento não foi significativa no caso da conclusão do tratamento ($P = 0,677$) e dos faltosos ($P = 0,255$), apesar de os apoiantes mais velhos terem registado uma proporção de faltosos muito inferior à dos apoiantes mais jovens.

A maioria dos apoiantes do tratamento era do sexo feminino, apesar de uma maior proporção de doentes com TB ser do sexo masculino. No caso dos doentes com TB pulmonar positiva, 71,4% deles foram supervisionados por mulheres apoiantes do tratamento e também 59,5% dos casos pulmonares negativos foram supervisionados por mulheres. A proporção de doentes com TB curados por apoiantes do tratamento tanto do sexo masculino como do sexo feminino foi a mesma no estudo ($P = 1,000$). A proporção de doentes que concluíram o tratamento para os apoiantes do sexo feminino foi superior à dos apoiantes do sexo masculino, embora não seja significativa ($P = 0,221$). O resultado foi melhor para o incumprimento entre as mulheres do que entre os homens. A proporção de pessoas curadas e de pessoas que concluíram o tratamento foi mais elevada e a proporção de pessoas que abandonaram o tratamento foi mais baixa para as mulheres apoiantes do tratamento encontradas em Ketu South do que as encontradas entre as mulheres apoiantes do tratamento identificadas na Tailândia por Anuwatnonthakate et al., (2008)

Todos os clientes com tuberculose supervisionados por muçulmanos registam 100% de tratamento, sendo os cristãos os que têm menos sucesso no tratamento, mas as diferenças nos resultados do tratamento não foram estatisticamente significativas. A maioria dos apoiantes do tratamento tinha alguma educação. Todos os clientes dos apoiantes do tratamento que não tinham educação e que tinham educação terciária ficaram curados. Isto é semelhante à conclusão de Egwaga et al., (2009) de que o TDO efectuado por leigos é viável e pode resultar em bons resultados de tratamento. Também está de acordo com o trabalho de Ali, (2008) que indica que não houve diferença estatística no nível educacional dos apoiantes do tratamento. Todos os clientes supervisionados por apoiantes com um nível de escolaridade superior concluíram o tratamento.

Os apoiantes do tratamento casados supervisionaram uma maior proporção de clientes com TB do que o grupo não casado. Este facto corrobora a conclusão de Wandwalo et al (2006), na Tanzânia, de que os apoiantes do tratamento casados eram mais propensos a concordar em supervisionar doentes com TB do que os apoiantes do tratamento solteiros. Além disso, a proporção de pacientes com TB supervisionados por apoiantes casados que foram curados foi maior do que a dos apoiantes solteiros.

Isto mostra que os clientes supervisionados por apoiantes casados têm mais probabilidades de ficarem curados do que os supervisionados por apoiantes solteiros (P = 0,026).

A maioria dos apoiantes do tratamento utilizados estava empregada. O facto de o apoiante do tratamento estar ou não empregado não teve efeito na cura, apesar de a proporção de pessoas curadas entre os apoiantes desempregados ser superior à dos apoiantes empregados. Não se registou grande diferença entre os resultados concluídos e não concluídos para os apoiantes do tratamento desempregados e empregados.

5.2.2 Seleção dos apoiantes do tratamento

Os clientes de TB seleccionaram a maioria dos seus apoiantes de tratamento, o que está de acordo com o trabalho de Frieden & Sbarbaro, (2007) no Senegal, que indica que os pacientes seleccionaram os seus próprios apoiantes de tratamento. O facto de um apoiante do tratamento ser selecionado pelo doente com TB ou pelo profissional de saúde influencia o resultado do tratamento para a cura em Ketu Sul. A proporção de cura dos doentes com TB que seleccionaram os seus próprios auxiliares de tratamento foi de 81,3%, em comparação com 20,0% dos que foram seleccionados pelos profissionais de saúde (P = 0,011). (2009), na Tanzânia, que o facto de o observador ter mudado de um profissional de saúde para um apoiante à sua escolha produzirá um bom resultado. No entanto, a seleção do apoiante do tratamento não influenciou a conclusão do tratamento ou o incumprimento do tratamento, embora se tenha registado uma boa conclusão e incumprimento entre aqueles que seleccionaram os seus próprios clientes.

A maioria dos doentes com TB foi apoiada pelos seus cônjuges, pais, irmãos ou filhos, denominados familiares fechados no estudo, o que é semelhante ao que Nachega et al. (2006) descobriram na África do Sul, onde os doentes e os profissionais de saúde identificam indivíduos que são normalmente a mãe, o filho, o irmão ou o cônjuge como apoiantes do tratamento. Os doentes supervisionados por familiares distantes ou por pessoas não relacionadas com eles tiveram uma cura mais elevada do que os supervisionados por familiares próximos, mas este facto não apresentou qualquer significado estatístico (P = 0,469). A conclusão do tratamento, bem como o incumprimento do tratamento, não foram significativos para a relação do apoiante do tratamento com o cliente com TB.

5.2.3 Conhecimentos sobre a tuberculose dos apoiantes do tratamento da tuberculose

A maioria dos apoiantes do tratamento tinha conhecimentos muito bons sobre a TB, de acordo com os critérios utilizados neste estudo. Os conhecimentos dos apoiantes do tratamento sobre a TB mostraram significância em relação à cura dos clientes com TB que apoiaram. Verificou-se que o aumento dos conhecimentos sobre a TB aumenta com a cura (P = 0,026). A proporção de clientes com TB curados para os apoiantes do tratamento que indicaram que a TB é curável foi de 77,8% e nenhum dos clientes dos que disseram que a TB não é curável foi curado. Esta diferença é estatisticamente significativa (P = 0,030). Esta conclusão corrobora o trabalho de Wandwalo et al. (2006), segundo o qual os antigos doentes de TB estavam dispostos a apoiar e a encorajar outros doentes de TB a acreditarem que a doença é de facto curável, para que os doentes completem a medicação. A maioria dos apoiantes do tratamento sabia que são necessários pelo menos seis meses para que os doentes de TB completem o tratamento, conforme indicado pela OMS, (2012), que o tratamento para novos casos de TB suscetível a medicamentos consiste num regime de seis meses e também por Egwaga et al., (2009) que a OMS recomendou que a observação do tratamento deve ser feita ao longo dos seis meses do regime de tratamento.

5.2.4 Motivação dos apoiantes do tratamento

A maioria dos apoiantes do tratamento tinha alguma motivação que os levava a apoiar os seus utentes. A maioria deles estava motivada porque os doentes com TB eram membros da sua família, alguns apoiavam porque achavam que era seu dever fazê-lo e os restantes apoiavam os doentes com TB com o objetivo de reduzir o peso da doença na comunidade, para ajudar a reduzir a pressão sobre a unidade de saúde e para que o doente ficasse curado. Esta constatação é semelhante à que Wandwalo et al (2006) encontraram na Tanzânia, onde alguns apoiantes do tratamento estavam dispostos a apoiar o doente com TB porque tinham o dever de o fazer, outros estavam dispostos a supervisionar os doentes com TB para reduzir o fardo da TB na comunidade e os restantes estavam dispostos a supervisionar os membros da família.

De acordo com os apoiantes do tratamento, para se sentirem motivados, os profissionais de saúde devem visitá-los durante o acompanhamento dos seus clientes, o que foi referido por 46,1% dos apoiantes. 32,0% dos apoiantes afirmaram que deveriam ser pagos e 1,5% disseram que apenas dizer obrigado é suficiente para os motivar. O facto de os apoiantes do tratamento dizerem que os profissionais de saúde os deviam visitar também foi encontrado na Tanzânia por Wandwalo et al (2006), que afirmaram que a maioria dos apoiantes do tratamento gostaria que os profissionais de saúde os visitassem com mais frequência na comunidade.

Num estudo realizado por Barker, Millard, & Nthangeni, (2002), na África do Sul, verificou-se que os doentes com TB supervisionados por voluntários comunitários não remunerados registavam um melhor resultado do tratamento em comparação com os supervisionados por profissionais de saúde, mas este estudo revelou que todos os clientes com TB supervisionados por apoiantes do tratamento que eram pagos concluíram o tratamento, em comparação com 81,1% que concluíram o tratamento para os que não eram pagos. Esta conclusão corrobora uma conclusão semelhante num programa DOT de base comunitária, em que os apoiantes que receberam uma recompensa financeira registaram uma taxa de sucesso dos seus pacientes de 85% e os que não receberam recompensa financeira registaram 77,6% (Kangovi et al., 2009)

5.2.5 Desafios no trabalho e na utilização dos apoiantes do tratamento

A maioria dos apoiantes do tratamento não teve qualquer desafio no apoio aos clientes com TB. Não houve diferença estatisticamente significativa entre os que tiveram alguns desafios e os que não tiveram qualquer desafio. A proporção de cura para os apoiantes do tratamento que tiveram algum desafio foi inferior à dos que não tiveram qualquer desafio. Relativamente à conclusão e ao incumprimento do tratamento, as proporções foram quase as mesmas.

Os desafios enfrentados pelos apoiantes do tratamento foram principalmente de ordem financeira e de tempo. Alguns deles disseram que gastam muito dinheiro para chegar aos seus clientes. Isto está de acordo com a conclusão de Munro et al. (2007) de que alguns dos desafios do tratamento da TB eram a falta de dinheiro para comprar o medicamento para a TB e o tempo necessário para a observação direta da ingestão do medicamento. Também está de acordo com o que Egwaga et al., (2009) descobriram na Tanzânia, que o principal problema encontrado na utilização de apoiantes do tratamento foi a necessidade de incentivos expressa pelos apoiantes do tratamento.

De acordo com os coordenadores institucionais da TB, alguns dos desafios na utilização de apoiantes do tratamento incluem os doentes de TB que não têm ninguém para os supervisionar ou pessoas que não estão dispostas a apoiá-los no decurso do seu tratamento, ou não conseguiram identificar ninguém que os pudesse apoiar. Os restantes desafios foram o facto de alguns apoiantes do tratamento quererem partilhar com eles o pacote de apoio destinado aos doentes com TB e o facto de os apoiantes do tratamento que estavam longe dos doentes com TB terem dificuldade em monitorizar os seus doentes regularmente. O último desafio mencionado pelos coordenadores institucionais confirma o dos apoiantes do tratamento, que dizem que desperdiçam muito dinheiro a chegar aos doentes com TB. O facto de as pessoas não estarem dispostas a apoiar alguns doentes de TB em Ketu South também foi indicado por Frontieres (2011), segundo o qual a falta de apoio familiar era um dos desafios à adesão ao tratamento da TB.

5.3 Limitações

Os resultados do tratamento basearam-se nos registos dos centros DOTS do município. Não foi efectuada qualquer verificação para verificar se a SSM foi realizada para confirmar a cura. Todos os clientes de TB com apoiantes de tratamento não foram utilizados no estudo devido a moradas incorrectas e à migração da comunidade.

Capítulo 6

Conclusões e recomendações

6.1 Conclusão

O estudo permitiu tirar as seguintes conclusões

1. A taxa de deteção de casos no município de Ketu Sul foi de 961 por 1000 habitantes

2. O sucesso do tratamento no município foi de 79,6%, sendo a cura, a conclusão e o incumprimento de 66,7%, 81,9% e 20,4%, respetivamente.

3. Os factores que influenciam o resultado do tratamento incluem: a idade do apoiante do tratamento é superior à do cliente com TB, o apoiante do tratamento é casado, foi selecionado pelo cliente com TB e o apoiante tem bons conhecimentos sobre a TB.

4. O que motiva as pessoas em Ketu South a apoiar os doentes de TB inclui: Quando o doente de TB é um membro da família, para reduzir o fardo da doença na comunidade, para ajudar a reduzir a pressão sobre a unidade de saúde e para que o doente de TB seja curado. Alguns consideram que é seu dever fazê-lo.

5. Os dois principais desafios enfrentados pelos apoiantes do tratamento no município de Ketu South incluem: finanças e tempo gasto na supervisão dos seus clientes.

6.2 Recomendações

A fim de melhorar a cura dos doentes com TB, são feitas as seguintes recomendações

6.2.1 aos coordenadores institucionais

a. Os coordenadores institucionais da TB devem apoiar os doentes de TB a seleccionarem os seus próprios apoiantes de tratamento, que sejam mais velhos do que eles, casados e também próximos deles, de modo a evitarem os custos de deslocação e de passarem muito tempo a observar a ingestão de medicamentos

b. Os apoiantes do tratamento seleccionados pelo cliente com TB devem ser sensibilizados para a TB pelos coordenadores institucionais e estes apoiantes devem ser levados a compreender que a TB é curável, pelo que é importante que o cliente complete o tratamento.

6.2.2 à Equipa Distrital de Gestão da Saúde (DHMT)

Como motivação, o DHMT deve certificar-se de que os coordenadores institucionais, os agentes de controlo de doenças e os enfermeiros de saúde comunitária visitam regularmente os apoiantes do tratamento durante o curso do tratamento, tal como indicado por alguns apoiantes do tratamento

6.2.3 ao Programa Nacional de Controlo da Tuberculose (PNCT)

O Programa Nacional de Controlo da Tuberculose (PNCT) deve fornecer um pacote de apoio (token) aos apoiantes do tratamento, tal como é feito para os doentes com tuberculose.

Referências

Ali, D. A. (2008). PROGRAMA TB-DOTS. Recuperado de http://www.theprofesional.com/article/2008/Vol-15-No-04/Prof-1388.pdf

Anuwatnonthakate, A., Limsomboon, P., Nateniyom, S., Wattanaamornkiat, W., Komsakorn, S., Moolphate, S., ... Siangphoe, U. (2008). Terapia diretamente observada e melhoria dos resultados do tratamento da tuberculose na Tailândia. *PloS one*, *3*(8), e3089.

Barker, R. D. (2008). Clinical tuberculosis. *Medicine*, *36*(6), 300-305.

Barker, R. D., Millard, F. J., & Nthangeni, M. E. (2002). Voluntários comunitários não remunerados - fornecedores eficazes de terapia diretamente observada (DOT) nas zonas rurais da África do Sul. *S Afr Med J*, *92*(4), 291-4.

Chanda, D., & Gosnell, D. J. (2006). O impacto da tuberculose na Zâmbia e na força de trabalho de enfermagem da Zâmbia. *Online J Issues Nurs*, *11*(4). Recuperado de http://www.nursingworld.org/MainMenuCategories/ANAMarketplace/ANAPeriodicals/OJIN/TableofContents/Volume112006/No1Jan06/tpc29_316062.aspx

Cobelens, F. G. J., Heldal, E., Kimerling, M. E., Mitnick, C. D., Podewils, L. J., Ramachandran, R., . Zignol, M. (2008). Scaling up programmatic management of drug-resistant tuberculosis: a prioritized research agenda. *PLoS medicine*, *5*(7), e150.

Colvin, M., Gumede, L., Grimwade, K., Maher, D., & Wilkinson, D. (2003). Contribuição dos curandeiros tradicionais para um programa de controlo da tuberculose rural em Hlabisa, África do Sul. *The International Journal of Tuberculosis and Lung Disease*, *7*(9s1), S86-S91.

Dick, J., Murray, E., & Botha, E. (2005). A eficácia dos apoiantes do DOTS para a TB na África do Sul, 16.

Dudley, L., Azevedo, V., Grant, R., Schoeman, J. H., Dikweni, L., & Maher, D. (2003). Evaluation of community contribution to tuberculosis control in Cape Town, South Africa (Avaliação da contribuição da comunidade para o controlo da tuberculose na Cidade do Cabo, África do Sul). *The International Journal of Tuberculosis and Lung Disease*, *7*(9s1), S48-S55.

Edginton, M. E. (1999). Cuidados a doentes com tuberculose descentralizados para clínicas distritais com tratamento diretamente observado com base na comunidade num distrito rural da África do Sul. *The International Journal of Tuberculosis and Lung Disease, 3(5),* 445-450.

Egwaga, S., Mkopi, A., Range, N., Haag-Arbenz, V., Baraka, A., Grewal, P., ... Van Leth, F. (2009). Tratamento da tuberculose centrado no doente em condições programáticas na Tanzânia: um estudo de coorte. *BMC medicine*, *7*(1), 80.

Egwaga, Saidi, Range, N., Lwilla, F., Mkopi, A., Barongo, V., Mtenga, S., . van Leth, F. (2008). Avaliação da preferência do paciente na atribuição e observação de medicamentos anti-tuberculose em três distritos da Tanzânia. *Preferência e adesão do paciente*, *2*, 1.

Escott, S., & Walley, J. (2005). Listening to those on the frontline: lessons for community-based tuberculosis programmes from a qualitative study in Swaziland. *Social science & medicine (1982)*, *61*(8), 1701.

Franke, M. F., Appleton, S. C., Bayona, J., Arteaga, F., Palacios, E., Llaro, K., . Mitnick, C. D. (2008). Risk factors and mortality associated with default from multidrug-resistant tuberculosis treatment. *Clinical infectious diseases*, *46*(12), 18441851.

Frieden, T. R., & Sbarbaro, J. A. (2007). Promover a adesão ao tratamento da tuberculose: a importância da observação direta. *Boletim da Organização Mundial de Saúde*, *85*(5), 407-409.

Frontieres, M. S. (2004). *Ficar sem fôlego? TB care in the 21st century*. Genebra.Retrievedfromhttp://www.hamburger-illustrierte.de/content/htm/tic/2004/03/23/1699__msf.pdf

Frontieres, M. S. (2011). Tratamento da tuberculose resistente aos medicamentos. Obtido em http://www.msf.org.uk/UploadedFiles/Treating_DR_TB_FINAL_low_res_201111024246.pdf

Gelmanova, I. Y., Keshavjee, S., Golubchikova, V. T., Berezina, V. I., Strelis, A. K., Yanova, G. V., . Murray, M. (2007). Barreiras ao sucesso do tratamento da tuberculose em Tomsk, Federação Russa: não adesão, incumprimento e aquisição de multirresistência. *Boletim da Organização Mundial de Saúde, 85(9),* 703-711.

PNT do Gana. (2013). *Relatório Anual do Programa Nacional de Controlo da Tuberculose 2011 no Gana.*

Hadley, M., & Maher, D. (2000). Community involvement in tuberculosis control: lessons from other health care programmes (Participação da comunidade no controlo da tuberculose: lições de outros programas de cuidados de saúde). *The International Journal of Tuberculosis and Lung Disease*, *4*(5), 401-408.

Kangovi, S., Mukherjee, J., Bohmer, R., & Fitzmaurice, G. (2009). A classification and meta-analysis of community-based directly observed therapy programs for tuberculosis treatment in developing countries. *Journal of community health*, *34*(6), 506-513.

Assembleia Municipal de Ketu Sul. (2013). *Relatório anual municipal de Ketu Sul 2012.*

Kironde, S., & Bajunirwe, F. (2003). Trabalhadores leigos em programas de tratamento diretamente observado (DOT) para a tuberculose em contextos de elevada incidência: Deverão ser pagos? Uma análise das perspectivas comportamentais. *Ciências da Saúde em África*, *2*(2), 73-78.

Kotokey, R. K., Bhattacharya, D. N., Das, P., Azad, A. K., & De, A. (2007). Study of efficacy of DOTS in pulmonary tuberculosis patients with associated diabetes. *Lung India*, *24*(2), 58.

KSDHMT. (2010). *Relatório Anual de 2009 do Distrito Sul de Ketu*. Distrito de Ketu Sul: Direção de Saúde do Distrito Sul de Ketu.

KSDHMT. (2012). *Relatório Anual de 2011 do Distrito Sul de Ketu* (p. 10). Distrito de Ketu Sul: Direção de Saúde do Distrito Sul de Ketu.

KSMHMT. (2013a). *Relatório Municipal de Saúde de Ketu Sul 2012*.

KSMHMT. (2013b). Perfil de saúde municipal de Ketu Sul 2013.

Lienhardt, C., & Ogden, J. A. (2004). Tuberculosis control in resource-poor countries: have we reached the limits of the universal paradigm? *Tropical Medicine & International Health, 9(7),* 833-841.

Mafigiri, D. K., McGrath, J. W., & Whalen, C. C. (2012). Mudança de tarefas para o controlo da tuberculose: Um estudo qualitativo da terapia diretamente observada com base na comunidade no Uganda urbano. *Saúde Pública Global*, *7*(3), 270-284.

Munro, S. A., Lewin, S. A., Smith, H. J., Engel, M. E., Fretheim, A., & Volmink, J. (2007). Adesão dos doentes ao tratamento da tuberculose: uma revisão sistemática da investigação qualitativa. *PLoS medicine*, *4*(7), e238.

Muture, B., Keraka, M., Kimuu, P., Kabiru, E., Ombeka, V., & Oguya, F. (2011). Factores associados ao abandono do tratamento entre os doentes com tuberculose na província de Nairobi, Quénia: Um estudo de controlo de casos. *BMC public health*, *11*(1), 696.

Nachega, J. B., Knowlton, A. R., Deluca, A., Schoeman, J. H., Watkinson, L., Efron, A., ... Maartens, G. (2006). Apoio ao tratamento para melhorar a adesão à terapia antirretroviral em adultos sul-africanos infectados pelo VIH: um estudo qualitativo.

JAIDS Journal of Acquired Immune Deficiency Syndromes, *43*, S127-S133.

Pablos-Mendez, A., Knirsch, C. A., Barr, R. G., Lerner, B. H., & Frieden, T. R. (1997). Nonadherence in tuberculosis treatment: predictors and consequences in New York City. *The American journal of medicine*, *102*(2), 164.

Siddiqi, K., Lambert, M. L., & Walley, J. (2003). Clinical diagnosis of smearnegative pulmonary tuberculosis in low-income countries: the current evidence. *The Lancet infectious diseases*, *3*(5), 288.

Squire, S. B. (2008). Terapia diretamente observada e outros aspectos da gestão dos cuidados da tuberculose. *Clinical tuberculosis., 4th ed., London: Hodder Arnold, 287-97. Londres: Hodder Arnold*, 287-97.

Stewart, G. R., Robertson, B. D., & Young, D. B. (2003). Tuberculosis: a problem with persistence (Tuberculose: um problema de persistência). *Nature Reviews Microbiology*, *1*(2), 97-105.

VRHMT. (2012). *Relatório Anual da TB 2011 - Região de Volta, Gana.*

Wandwalo, E., Makundi, E., Hasler, T., & Morkve, O. (2006). Acceptability of community and health facility-based directly observed treatment of tuberculosis in Tanzanian urban setting. *Health Policy, 78*(2), 284-294.

Wandwalo, Eliud, Makundi, E., Hasler, T., & Morkve, O. (2006). Acceptability of community and health facility-based directly observed treatment of tuberculosis in Tanzanian urban setting. *Health Policy*, *78*(2), 284-294.

Wei, X., Liang, X., Liu, F., Walley, J. D., & Dong, B. (2008). Descentralização dos serviços de tuberculose dos dispensários de tuberculose dos condados para os hospitais municipais na China: um estudo de intervenção. *The International Journal of Tuberculosis and Lung Disease*, *12*(5), 538-547.

OMS. (2012). *Relatório mundial sobre a tuberculose 2012.*

Apêndice

Apêndice 1

Lista de controlo para a revisão de registos sobre os resultados do tratamento da tuberculose utilizando
apoiantes do tratamento no município de Ketu South, na região de Volta, no Gana

Lista de controlo para revisão dos registos dos clientes com tuberculose

Nome do assistente de investigação: ______________________________

Data de revisão do registo:___ // Sub-município ____________________________

Número de clientes de TB (por exemplo, TC 001)

Nome do cliente de TB_________________________________

Nome do responsável pelo tratamento (dos registos hospitalares)_____________

Endereço do cliente com tuberculose ou do seu apoiante no tratamento ________
Escreva o número de respostas dadas na coluna "N.º de respostas

Item no.	Question	Responses	No. of response
1	Name of the health facility	1. Municipal Hospital 2. Central Aflao Hospital 3. New Hope Clinic	
2	Age of the TB client (in complete years)		
3	Sex of the TB clients	1. Male 2. Female	
4	Disease classification	1. Pulmonary Positive 2. Pulmonary Negative 3. Other	
5	Treatment outcome status	1. Cured 2. Completed 3. Defaulted 4. Died, relapsed, failure or transferred out 5. Other (specify)	

6	Duration of support (from hospital record)	1. less than 2 months 2. 2 to less than 4 months 3. 4 to 6 months 4. Other (specify)	

TC – TB Client

Apêndice 2

Questionário para entrevistar apoiantes do tratamento sobre os resultados do tratamento da tuberculose utilizando apoiantes do tratamento no município de Ketu South da região de Volta, no Gana

Responda às perguntas com toda a honestidade.

Nome do entrevistador: ____

Data da entrevista:// _Sub-município

Número de apoiantes do tratamento (por exemplo, TS 001)

Nome do cliente de TB (da lista de controlo)
____

Nome do apoiante do tratamento
____

Endereço do apoiante do tratamento ou do cliente com tuberculose (incluindo o número de telefone)
____

Escrever o número de respostas dadas na coluna "N.º **de respostas**

Item no.	Question	Responses	No. of response
Background characteristics of treatment supporters and their selection			
1	Age: What is your age? (in complete years)		
2	Sex of the treatment supporter	1. Male 2. Female	
3	Religion: What is your religion?	1. Christian 2. Muslim 3. Traditional 4. Other (specify)	
4	Education: what is your highest level of education?	1. No education 2. Primary/ JHS 3. SHS 4. Tertiary	
5	Occupation: What is your occupation? (put the occupation under any of the three in responses column)	1. unemployed 2. Self Employed or informal 3. Government employee	

		4. Other (specify)	
6	Marital status: what is your marital status?	1. Single 2. Married 3. Divorced/ separated 4. Widowed 5. Other (specify)	
7	Who selected you as treatment supporter	1. Health worker 2. TB client 3. Other (specify)	
8	What is your relationship with the TB client	1. Parent 2. Spouse 3. Sibling 4. Child 5. Other (specify)	
Treatment Supporters' Role and Knowledge on TB			
9	How often do you collect drug from the health facility?	1. Monthly 2. Every two months 3. Twice in treatment period 4. Other (specify)	
10	What are signs and symptoms of TB? (indicate as many as the respondent mentions)	1. Coughing 2. Weight loss 3. Fever 4. Tiredness 5. Loss of appetite 6. Night sweat 7. Others (specify)	
11	How is TB transmitted?	1. Inhalation of TB bacilli (sneezing, coughing, indiscriminate spiting etc) 2. Do not know 3. Other (specify)	
12	Is TB curable?	1. Yes 2. No 3. Do not know	

13	What are some of the preventive measures? (indicate as many as the respondent mentions)	1. BCG vaccination 2. Early case detection 3. Covering of mouth or nose when coughing or sneezing 4. improving housing 5. Avoiding indiscriminate spitting 6. Early treatment 7. Other (specify)	
14	How long does it take TB client to complete treatment?	1. Six months 2. Eight months 3. Other (specify)	
15	What is the aim of treatment?	1. To cure the TB client 2. To prevent others from getting TB 3. To alleviate pain or coughing 4. Do not know	
Motivation of TB treatment Supporters			
16	What motivated you to support your client?	1. Because is a family member 2. Because is my duty to do so 3. To reduce the burden of the disease in the community 4. It helps to reduce pressure on health facilities 5. Other (specify)	
17	What do you think should be done that will make treatment supporters support their client well?	1. Health workers should visit the supporters regularly 2. Treatment supporters should be paid	

		3. Other (specify)	
18	Were you paid?	1. Yes 2. No	
Challenges in the work and use of treatment supporters			
19	What were the challenges in your work as treatment support? (for treatment supporter)	Specify:	
20	What were challenges in the use of treatment supporters? (for institutional coordinator)		

TS – Treatment supporter

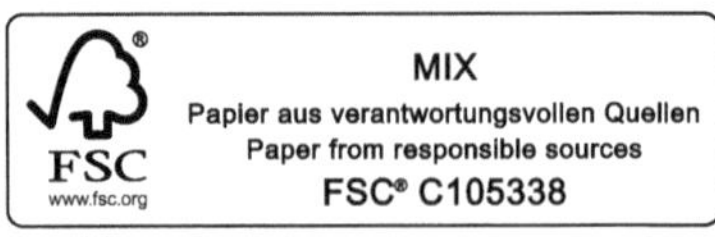

Printed by Books on Demand GmbH, Norderstedt / Germany